AF494100

RÉPLIQUE

A LA CRITIQUE DE M. U. LEBLANC,

VÉTÉRINAIRE A PARIS,

SUR

LE TRAITÉ

DU KOIRADAIMATISME DU CHEVAL,

PUBLIÉ EN 1841,

Par M. SAGE, Vétérinaire du Haras royal de Rosières, etc.

Responde stulto secundum stultitiam suam....

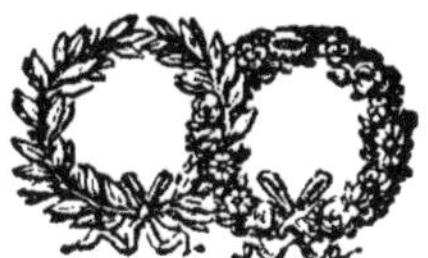

SAINT-NICOLAS-DE-PORT,
Imprimerie de Trenel.

1842

RÉPLIQUE

A LA CRITIQUE DE M. U. LEBLANC,

VÉTÉRINAIRE A PARIS.

L'ESPÈCE de mépris dont les vétérinaires instruits et consciencieux avaient frappé tous les écrits signés : *U. Leblanc*, en matières de médecine vétérinaire, avait suspendu jusqu'à ce jour ma réponse à la diatribe sur ma brochure, que ce vétérinaire a insérée dans son journal si pompeusement et si ridiculement intitulé: *des progrès des Sciences zooïatriques*, tom. 27 et 28, juillet et août 1841, et faisant suite fort insignifiante au *Journal des haras*, si intéressant lui-même sous tous les autres rapports.

La complète non-valeur du journal de M. Leblanc, pour la science vétérinaire, est d'autant mieux reconnue et établie, que nous jouissons des bienfaits du *Journal de médecine vétérinaire pratique*, rédigé par l'élite des hommes éminemment savans.

Mais, M. Leblanc avait le désir immodéré de se faire un nom, et son ambition le poussait jusqu'à vouloir se faire croire un savant omnipotent, alors qu'il n'est qu'un sot.

Il fallait donc, pour se satisfaire, que M. Leblanc créât un journal, dans lequel il pût, tout à son aise, critiquer injustement et brutalement tout ce que les pénibles labeurs de ses nombreux confrères pouvaient produire dans l'intérêt de leur pays; et fallait-il encore qu'il en fût le gérant unique, pour leur fermer ses colonnes à volonté et les priver ainsi des moyens de se défendre et de faire valoir leurs droits méconnus et contestés.

Je le dis à regret, de semblables précautions ne sauraient appartenir qu'au plus méprisable égoïsme.

Or, pour se gratifier lui-même d'un droit si audacieux et donner à son journal un titre si arrogant, il était, avant tout, indispensable à M. Leblanc de présenter,

1° Des antécédens avantageux.

Qui lui manquent.

2° Il lui fallait des preuves de grand savoir.

M. Leblanc ne les a pas encore faites.

3° La confiance de ses confrères lui était nécessaire.

M. Leblanc ne l'a jamais eue, ils la lui refusent à tout jamais, et ce pour de bonnes raisons.

Dans quel concours public et devant quel jury spécial M. Leblanc a-t-il une seule fois montré la plus petite supériorité sur ses collègues, pour venir s'imposer leur censeur et leur maître?

Nulle part.

Puisque M. Leblanc ne peut offrir lui-même aucune des garanties voulues pour cela faire, c'est donc une prérogative qu'il s'est bénévolement attribuée, et qui n'a reçu d'autre sanction que celle de sa présomption, de son ignorance et de son orgueil.

Il est par conséquent de la plus grande justice de réprimer l'insolence de M. Leblanc et de le démasquer aux yeux de tout le monde, pour le lui présenter à nu tel qu'il est.

C'est dans ce but et pour toutes les raisons ci-dessus exposées, que je viens aujourd'hui répondre à M. Leblanc par la presse libre; M. le rédacteur en chef du *Journal des haras* n'ayant pas jugé convenable de m'ouvrir ses colonnes à ce sujet.

Pour critiquer ma brochure, M. Leblanc a eu des motifs en tout si dignes de lui, par la bassesse de leur étage, que je crois inconvenant de les développer ici.

A cet effet, j'en appelle à ce qui est écrit dans sa critique, plus encore dans la lettre qu'il m'a adressée à ce sujet.

Mais contre son attente, son coup ignoble a porté à faux; ce qui lui arrivera toujours, lorsque les hommes qu'il aura l'audace d'attaquer auront plus de bon sens et d'expérience que lui.

Avant tout, il est nécessaire d'établir la différence qui me distingue de M. Leblanc.

Ainsi, j'ai livré franchement et loyalement à la publicité le résultat de mes travaux, de mes recherches et de mes expériences, dans le seul et unique but de devenir utile à mon pays.

M. Leblanc pourrait-il sans effronterie affirmer que ses écrits ont eu une pareille direction? Ne se rattacheraient-ils pas plutôt, au contraire, à ses intérêts personnels?

C'est ce que nous verrons plus loin.

De ces deux points de vue opposés, il resterait dès-lors établi, entre nos sentimens et notre conduite, une énorme distance.

En vain tenterait-il de démontrer qu'il a voulu détruire une erreur; nous ne lui avons jamais reconnu assez de puissance pour instruire personne, et encore moins ses collègues, attendu que le flambeau avec lequel il prétend éclairer tout le monde, ne ressemble en rien à ceux de nos grands maîtres.

Qu'il se dépouille donc promptement et sans façons devant tous ses confrères et aux yeux de tout le monde d'une si ridicule prétention.

Vainement tenterait-il encore d'alléguer qu'ainsi il en a agi pour faire progresser la science.

Je répondrais négativement; puisque, malgré tous ses écrits, la médecine vétérinaire, sous ce rapport, n'a pas fait un pas de plus.

Si en vue d'être utile à son pays, sentiment noble qu'il n'a jamais compris, sa démarche ainsi eût été commandée, je me serais empressé de lui donner des éloges, par la raison que d'une discussion scientifique bien entendue et raisonnée naît souvent la lumière.

Mais, il n'en a fait qu'une question de personnes, où certes j'ai été moins que ménagé; et c'est une turpitude de plus : car dans toute dissertation scientifique, s'il convient d'être sévère pour les choses et les principes, il est aussi des convenances à garder envers ceux qui ne partagent pas nos avis; convenances dont on ne saurait jamais impunément s'écarter.

Ainsi, je suis forcé, encore à regret, de dire à M. Leblanc, que dans cette circonstance, il s'est conduit comme un homme égaré par l'orgueil et la présomption, défauts dont il semble être incorrigible, malgré les camouflets qu'il a reçus.

Je vais donc maintenant suivre M. Leblanc, ce prétendu

porteur et possesseur du flambeau de la science vétérinaire, et le réfuter article par article.

Article premier.

N'ayant rien à insérer dans ses colonnes désertes, colonnes qu'il fallait néanmoins remplir, pour ne pas rester court, M. Leblanc a su trouver d'abord que le titre de ma brochure était ronflant.

Je le nie. Mais, alors même que cela serait, voyons si M. Leblanc ne s'est pas lui-même affublé de titres plus ronflans encore, et cela sans capacité voulue, ni droits acquis.

Il s'est d'abord annoncé et audacieusement présenté tout seul comme le régénérateur et le propagateur *sine quà non*, de tous les progrès de la médecine vétérinaire, en donnant à son entreprise le titre pompeux de *Journal des progrès des sciences zooïatriques.*

Notez bien que ce dernier mot est tout aussi bien que celui qu'il a cherché à ridiculiser, d'origine hellénique, et qu'ils n'ont tous deux d'autre défaut que de n'être sortis du cerveau enrhumé de M. Leblanc.

Examinons à présent les progrès curieux que ce *Prince de la science* a prétendu vouloir faire faire à la médecine vétérinaire, depuis qu'il se mêle d'écrire ou peut-être seulement de signer des articles rédigés par un ami de sa maison, qui paie complaisance pour complaisance.

Voyons ce qu'a produit l'œuvre annoncée sous un titre aussi gigantesque, aussi ronflant. . . . .
. . . .
. . . .

Tout ce que nous y avons vu se résume, y compris

les secours de deux braves acolytes qui, réciproquement, se congratulent et s'admirent :

1° A quelques histoires de chiens (auxquelles personne ne croit), concernant les maladies du cœur, que M. Leblanc trouve ou croit trouver fréquemment, et que personne que lui n'a le hasard de rencontrer jamais,

PREMIER PROGRÈS.

2° A quelques hydropisies (toujours chez le chien) que M. Leblanc a eu le talent de reconnaître à l'ouverture des cadavres, se désolant de n'en avoir pas soupçonné l'existance du vivant même des animaux,

DEUXIÈME ET REMARQUABLE PROGRÈS.

3° A relever avec prestesse, de la main gauche, la queue des chiens atteints de l'affection vulgairement connue sous le nom de *maladie des chiens*, et de presser ensuite fort élégamment, de la main droite, le rectum et l'anus, pour en faire jaillir du pus,

CELUI-CI EST TRÈS-CURIEUX.

Mais n'allez pas croire que ce moyen, parfois très-rationnel, qui lui a fait, dit-on, à Paris, la réputation d'un grand guérisseur........ (de chiens), soit de son cru ; vous seriez dans l'erreur. Ce moyen lui a été fourni, depuis bien des années déjà, par M. Casse, autrefois vétérinaire en chef au 7e régiment de cuirassiers, aujourd'hui établi à Nancy (*).

(*) Nous croyons inutile d'assigner ici le lieu, l'époque et le nom des personnes qui se trouvaient présentes à la démonstration que lui en fit M. Casse, certain que M. Leblanc ne peut le nier.

M. Leblanc en a fait sans doute son bénéfice particulier en l'exploitant ; mais il s'est fort bien gardé d'oser le publier, dans la crainte de porter une atteinte fâcheuse à sa clientelle, et que d'un autre côté, il avait à redouter que M. Casse ne vînt, avec raison, lui revendiquer la priorité.

Propriétaires de chiens qui devez quelque reconnaissance à M. Leblanc, préparez-vous à lui voter des remercîmens ; car avec un tel talent, il ne pourra plus y avoir d'autre animal enragé......... que lui.

4° Toujours pour remplir ses colonnes, où il ne manque jamais de places vacantes, cet enragé donne la description de quelques remèdes pour guérir les écorchures et autres blessures des chevaux, dont on commence seulement, dit-il, à faire avantageusement usage dans la cavalerie autrichienne; lorsqu'il est de notoriété publique qu'en 1823, on s'en servait déjà, avec un plein succès, dans la cavalerie française, et notamment dans les régimens commandés alors par MM. les colonels Gusler et Bon Villatte, aujourd'hui maréchaux-de-camp.

Ce *QUATRIÈME PROGRÈS* me semble un peu arriéré.

Mais ne vaudrait-il pas mieux se taire à jamais, quelque rage qu'on ait de se faire imprimer, que d'avoir l'impudence d'oser présenter comme nouveautés des choses passées depuis long-temps en proverbe?

Et ne serait-ce pas le moment de rappeler ici à M. Leblanc, qu'il est complétement étranger à beaucoup de bons écrits ?

5° Sur la question de savoir si la morve chronique est contagieuse :

D'être arrivé à faire dire oui et non à la fois ; c'est-à-dire, elle l'est, mais surtout elle ne l'est pas. Choisissez, lecteurs du *Journal des Progrès*, et vous irez loin avec de semblables leçons, avec de tels progrès. Sentez en ce moment la force prodigieuse du génie de M. Leblanc ; voyez-le félicitant et admirant son complaisant confrère et ami Prétôt, lorsqu'il est parvenu à pouvoir lui faire articuler oui et non tout à la fois.

Qui l'aurait cru ? (*Journal des Progrès*, tom. 28, décembre 1841.)

CINQUIÈME ET ÉTONNANT PROGRÈS.

6° Mais ce qu'il y a de plus supercocassieux et de plus fabuleux, n'est pas encore ce que vous venez de voir.

Croyez-vous que M. Leblanc, après de longs et savans travaux, courbé et accablé sous le poids énorme de sa science, en est enfin arrivé au point de venir aujourd'hui nous demander à tous :

Quels sont les symptômes de la pousse ?

Quels sont les symptômes de la vieille courbature ?

Vraiment, c'est à ne pas y croire. Mais il l'a écrit et signé lui-même dans le tom. 29, février 1842, de son fameux *Journal des Progrès*.

En voilà, messieurs, un progrès de première force !!!

Mais que répondre à M. Leblanc sur de semblables questions ?

Je vois votre embarras. En charitables confrères, vous ne pouvez que lui conseiller de revenir à l'école, supplier humblement ses maîtres, qu'il n'a pas toujours ménagés, de refaire son éducation, alors qu'il ignore et comme vétérinaire et comme écrivain, ce que tout homme de cheval ne saurait ignorer.

Et moi, je lui conseillerais de demander une loge à Charenton.

Ce *SIXIÈME ET ÉTRANGE PROGRÈS* me confirme que ce pauvre M. Leblanc est bien malade.

7° Mais à propos de la pousse, M. Leblanc n'a-t-il pas encore sous ce rapport, dans son brillant génie, trouvé insuffisante la loi du 20 mai 1838, sans tenir compte du service éminent que cette loi a rendu au commerce des animaux domestiques, en le sortant d'un cahos inextricable?

Et tous les hommes de bon sens ne sont-ils pas forcés d'avouer qu'il vaut toujours mieux avoir une loi, quelqu'incomplète fût-elle, que de ne point en avoir du tout?

Cette prodigieuse subtilité de M. Leblanc nous plongerait réellement dans un grand embarras, si tous les vétérinaires ne savaient pas faire la part de la pousse scientifique et celle de la pousse commerciale.

Fort heureusement, nous n'en sommes pas logés là, et M. Leblanc ne peut donc rien nous apprendre.

Or, lorsque l'élite des hommes savans de toutes les provinces, qui composent les deux Chambres, lorsque les représentans et les gouvernans de la France n'ont pas su se garer de la sévère inquisition de M. Leblanc, comment aurais-je pu le faire moi-même?

Je n'ai donc plus lieu de m'étonner, et j'aurais mauvaise grâce de me plaindre qu'il ait pensé à moi, pour critiquer à tort et à travers une petite brochure, résultat de longues et coûteuses expériences, qu'un vétérinaire des haras a osé mettre au jour dans l'intérêt du bien public, et que ce cher M. Leblanc n'a pas su comprendre.

Aussi lui vote-je, je vous l'assure, de grands remercîmens d'avoir voulu mettre au jour son outrecuidante ignorance, puisqu'elle a pu donner plus de publicité et de valeur à mes recherches laborieuses.

Mais je ne tarirais pas d'énumérer tous les progrès que ce *réformateur de mauvaise fabrique* a voulu faire faire à la médecine vétérinaire, par tous ses écrits frappés de mort dès leur naissance, si je ne craignais d'ennuyer mes lecteurs par leurs trop longs et fastidieux récits ; car parmi le nombre de ces prétendus *progrès*, on pourrait en citer d'incroyables et même.......... d'invisibles.

Ici, je m'arrête : je me suis promis d'être concis dans ma réponse à M. Leblanc, et je ne vois pas encore jusqu'à présent ce que M. Leblanc (prononcez pédant) a voulu nous apprendre.

Nous le trouverons peut-être plus loin avec surprise ébouriffante.

Article deuxième.

M. Leblanc dit, qu'en publiant ma brochure, j'ai eu des prétentions à la célébrité.

Il est de fait qu'un de nous deux a cette ridicule prétention ; mais on jugera tout d'abord que ce ne saurait être moi, attendu que je sais mieux que M. Leblanc qu'on ne saurait être célèbre pour des choses d'une telle valeur et surtout à aussi bon marché.

Or, c'est donc M. Leblanc (le pédant M. Leblanc) qui veut, par ses soi-disans écrits, s'élever à la célébrité.

En effet, pourquoi tant écrire et surtout tant se produire, si l'on n'a pas en vue un grand but d'intérêts ?

N'est-ce pas là, la marche constante de tous les hommes médiocres, qui veulent se faire passer pour savans, alors qu'ils ne sont que de tristes écrivailleurs et de ridicules plagiaires?

L'ambition n'aurait-elle pas germé dans ce cerveau *koiradaimatisé*?

Et n'aurait-il pas eu la prétention par ces moyens de vouloir pénétrer jusqu'à l'Académie royale de Médecine?

Mais, bien malencontreusement, les Huzard, les Renault et tant d'autres non moins méritans se sont trouvés sur son chemin; et depuis ce temps la porte de l'Académie royale de médecine s'est constamment trouvée trop étroite pour permettre passage à la capacité Leblanc.

Dès-lors peines perdues! Grand et fâcheux désappointement!

Célébrité avortée! célébrité étouffée!!........ sauf celle de vétérinaire.......... en chenil. (Voir les *Annonces*, seule célébrité qu'on lui connaisse et qui lui reste.)

J'ajouterai, en passant, cette réflexion toute juste:

Quand en médecine vétérinaire pratique, on est aussi médiocre que l'est M. Leblanc, il faut, bon gré, mal gré, descendre et rentrer en soi-même; il faut apprendre à se rendre justice après de tels déboires et savoir surtout enfin renoncer à jamais à une célébrité, pour laquelle on n'est pas né.

En continuant à lire la critique de M. Leblanc, je vois qu'il me reproche un manque complet d'érudition.

Jusqu'ici, M. Leblanc, que nous ne pouvons plus appeler que le pédant, ne m'a pas encore prouvé qu'il possède lui-même une vaste érudition; car il aurait pu voir, partout, que le véritable mérite est toujours modeste et jamais offensant, sans de justes motifs.

Mais il serait très-curieux de savoir si, comme je le disais plus haut, tous les écrits signés : *U. Leblanc*, en matières de médecine vétérinaire, sont de sa propre rédaction ?

N'aurait-il pas peut-être quelque *complaisant* croupier qui, ami intime de sa maison et plus capable que lui en plus d'un *sens*, serait chargé de rédiger ce qu'à son tour M. Leblanc serait chargé de signer ?

Ceci est une question permise, ne lui en déplaise ; car n'ayant aucune certitude en nous la permettant, nous ne cherchons qu'à éclaircir nos doutes pour affermir notre croyance.

Du reste, nous connaissons à peu près la force de l'individu : beaucoup de jactance et grande dose d'ignorance.

Or, si je lui applique ces deux épithètes, ce n'est pas sans quelque raison ; car, pourquoi se récriminer si haut, lorsque je signalais les erreurs de ceux qui jusqu'à moi avaient écrit sur le Koiradaimatisme du cheval.

Dans ma brochure, je n'avais pourtant rien dit d'offensant pour personne ; d'où lui vient donc une pareille sortie ? Se serait-il reconnu et cru offensé dans cette phrase ?

Il est vrai que pour certaines personnes, surtout de son calibre, rien n'est si offensant que la vérité ; mais en serait-il ainsi, j'en suis encore faché pour lui.

Cependant, il n'en restera pas moins constant que je maintiens ce que j'ai écrit, parce que j'ai dit vrai.

Et s'il me fallait des armes pour corroborer mon dire, je les trouverais positivement dans les œuvres si étrangement burlesques de ce même M. Leblanc ; il me suffirait d'en citer certain passage sur ce sujet, lorsque pour fabriquer de la science à sa façon, il établissait une foule de variétés de morve chronique, qui n'ont jamais existé que dans son cerveau malade et pour lui seul, mais qui ne sauraient exister réellement quant au traitement.

J'ai dû les dédaigner.

Toujours en continuant à lire sa critique, je vois que notre aboyeur se rend à discrétion à ma décision, lorsque je soutiens que les chevaux, que l'on qualifie douteux, sont réellement koiradaimatiques.

Je suis fort éloigné de lui savoir gré d'une pareille déférence; je n'avais nul besoin de son assentiment à ma conviction.

D'abord, il aurait pu s'en dispenser; mais surtout, il n'aurait jamais dû perdre de vue que son adhésion était pour moi, comme pour tout le monde, d'une trop mince valeur dans une semblable question, déjà trop au-dessus de ses forces.

Qu'a donc voulu nous apprendre *Canino blanco*?

Article troisième.

Lorsqu'avec profonde conviction j'avance que le siége primitif du koiradaimatisme du cheval git dans le sang, le Monsieur, ci-dessus nommé, a su cavalièrement prétendre que le sang ne saurait jamais être malade seul, sans que les solides le soient aussi.

En raisonnant ainsi, le susdit a commis, selon moi, un barbarisme médical, et je lui répondrai que son argutie ne saurait jamais détruire la vérité de ce que je précise ici, attendu que les solides recevant du sang lui-même leur nutrition et leur vie, ne deviennent positivement malades, dans cette circonstance, que consécutivement, et ce, par la seule action de ce fluide vicié, dont les principes délétères sur eux profondément imprimés, provoquent indubitablement leur désorganisation d'abord et leur destruction définitive.

Qu'il retorque , s'il le peut , la force de cette vérité ; je l'en défie , et je maintiens plus que jamais ce que j'ai écrit à cet égard.

Il (le susdit) convient pourtant que les compositions physique et chimique du sang assignées par moi dans cette situation maladive, sont assez justes et assez positives, retrouvant en lui assez de courage pour se voir forcé à avouer que ce passage de ma brochure offre quelqu'intérêt.

Il pouvait se dispenser ici, comme ailleurs, de se mettre en frais pour un aveu qui a dû coûter cher à son orgueil ; aveu qui du reste ne saurait compter pour rien dans la balance d'une question si élevée et tout-à-fait encore hors de sa portée.

Pour le coup , je ne lui dirai pas merci ; car c'est à lui à me rendre grâce de lui avoir ouvert les yeux.

Néanmoins, il ajoute une réflexion que personne, pas plus que moi, ne saurait accepter, à cause de son étrange bizarrerie.

Il assure que mes résultats , sous ce rapport , ont , dit-il, quelque ressemblance avec ceux qu'il prétend avoir obtenus.

Je voudrais bien prier M. Leblanc de m'indiquer en quel coin de la terre je pourrais déterrer et trouver l'écrit qui, de sa part, en a fait mention.

Notez bien que personne ne l'a vu , et ce par une bonne raison, ce que n'ayant jamais été fait , il n'a jamais paru. De plus, il a l'impudence d'ajouter que ses recherches ayant été faites avec des vases beaucoup moins grands que les miens , leurs résultats doivent être plus concluans.

Pour avancer de telles choses, il faut avoir la maladie des bêtes qu'on traite.......... hydrophobe, va !

Et où avez-vous vu les vases dont je me suis servi à cet effet ?

Et dites-moi si jamais j'ai précisé leur calibre ?

Sans doute, vous ne saurez répondre à une question à laquelle vous êtes loin de vous attendre.

Pour vous sortir de ce pénible embarras et vous éviter de prendre un faux-fuyant, je vais répondre pour vous :

Vous avez mis en avant des choses que vous ne pouvez prouver, parce qu'elles sont fausses ; sciemment vous avez donc trompé les personnes qui les ont lues et sciemment vous avez commis envers moi un acte bien moins que délicat. Je ne veux dire plus, par la seule raison que vous êtes vétérinaire.

Croyez-vous donc braver impunément tout le monde ?

Croyez-vous donc imposer vos dires controuvés et votre mince opinion comme des lois, *sine quà non.*

Jamais, non, jamais cela ne sera.

Sachez au moins que les hommes qui, dans mes recherches, ont bien voulu m'aider de leur concours, sont dans la science autrement placés haut qne vous ne le serez jamais.

Mais que prétendez-vous donc nous apprendre ?

Vous ne voulez pas vérifier la saveur du sang des chevaux koiradaimatiques, parce que, dites-vous, vous ne vous souciez de le goûter.

En ceci, comme en tout, vous ne voulez donc rien approfondir ?

Le voilà pourtant l'homme qui, seul, veut faire progresser la science ?

Et c'est lui dont le puissant génie veut galvaniser notre art, pour le faire arriver à son apogée?

Heureusement que pour la science et pour nous, ce monsieur est jugé. . . . . . . et usé.

Jactancieux Leblanc, vous ne nous apprendrez donc rien?

Article quatrième.

Relativement à la localisation du koiradaimatisme, point sur lequel, selon son habitude, il ne dit que des choses de non-valeur, je maintiens toujours ce que j'en ai dit, jusqu'à preuves contraires; preuves que ce M. Leblanc n'a encore su ni pu faire.

Article cinquième.

Lorsqu'avec raison et fondement, je compare le koiradaimatisme du cheval au scrofule de l'homme, ce brave M. Leblanc prétend, au contraire, que la morve chronique et le farcin du cheval sont en tout identiques à ces deux maladies dans l'espèce hnmaine.

Le bonhomme aurait mieux fait de se taire, plutôt que d'avancer, avec autant d'assurance, une telle balourdise; attendu que chez l'homme, la morve et le farcin sont constamment aigüs, et que ces deux maladies, chez lui, se terminent toujours promptement par la délitescence et la mort.

Au contraire, dans l'espèce du cheval, nous voyons le plus grand nombre de malades guérir ordinairement du farcin, beaucoup guérir du koiradaimatisme, et lorsque pour cette dernière affection, les animaux ne reçoivent aucun traitement médical, on les voit encore vivre fort long-temps avec elle, considérée toujours sous forme chronique.

M. Leblanc, réfutez, si vous l'osez, la vérité que je consigne ici ; je vous en défie : car il n'est pas nécessaire d'être vétérinaire pour juger cette question.

Hé bien, bonhomme! vous ne voulez donc rien nous apprendre?

Malgré mon manque d'érudition à ses yeux, le bonhomme n'a cependant pas osé toucher au chapitre de l'hérédité du koiradaimatisme.

Il y croit donc fermement?

Donc cette maladie a un caractère scrofuleux, alors même qu'il ne voudrait pas en convenir;

Puisque les chevaux de toutes les races et de tous les pays en présentent également des exemples, quoiqu'à l'abri des causes hygiéniques générales et particulières qui la provoquent, ne pouvant se soustraire à la cause originelle.

Or, je lui dirai que, puisque le farcin et le koiradaimatisme du cheval sont chez lui héréditaires, ces deux affections, par cette raison, sont donc de nature essentiellement scrofuleuse.

Tandis que la morve et le farcin de l'homme constituent, aux yeux de tout le monde, des maladies gangréneuses, constamment et promptement mortelles, puisque, jusqu'à ce jour, il n'y a pas encore eu un seul exemple de guérison constaté sur les sujets chez lesquels ces maladies ont été pleinement caractérisées.

Comment M. Leblanc me prouvera-t-il maintenant que la morve et le farcin de l'homme sont en tout identiques au farcin et au koiradaimatisme du cheval?

Comment M. Leblanc me prouvera-t-il encore que la morve et le farcin de l'homme sont chez lui héréditaires?

Je l'en défie à jamais.

Ces deux maladies, dans les deux espèces, n'ont aucune identité; elles constituent deux affections d'une nature essentiellement différente. Le farcin et le koiradaimatisme du cheval sont des maladies scrofuleuses, tandis que la morve aiguë et le farcin de l'homme sont des maladies gangréneuses.

Je le vois, le moment n'est pas encore venu où le bonhomme nous apprendra quelque chose.

Article sixième.

Cet article, consacré à prouver la non-contagion du koiradaimatisme du cheval au cheval, aurait dû mériter, par son importance, de la part de M. Leblanc, une longue dissertation et surtout vigoureusement soutenue et appuyée sur des argumens irrésistibles.

Mais, triste champion dans une telle arène et sans armes valides pour combattre victorieusement une telle opinion, le bon M. Leblanc a jugé, dans sa bravoure ordinaire, qu'il était plus prudent d'abandonner lâchement le champ de bataille.

A d'autres, a-t-il dit, et tout tremblant d'effroi, il a été se blottir derrière le savant M. Delafond, pour faire bravement manœuvrer de loin la péripneumonie des bêtes bovines contre le koiradaimatisme du cheval.

Or, d'un tel combat que devait-il en résulter?

Ce qui est rationnel.

C'est que la péripneumonie des bêtes bovines est une, et que le koiradaimatisme du cheval est l'autre; c'est que M. Delafond devait avoir raison pour la péripneumonie des bêtes bovines, et qu'à mon tour, je devais avoir raison aussi pour le koiradaimatisme du cheval, parce que ces deux maladies ne se ressemblant pas, elles constituent pour tout le monde deux affections tout-à-fait différentes; ce que sans doute ignorait le *bonhomme aux progrès*.

Fallait-il donc le barême Leblanc pour trouver tout cela?

Et M. Leblanc devait-il faire figurer dans sa misérable critique et sans son consentement préalable, le savant et respectable M. Delafond?

Mais, trop faible pour combattre tout seul et écrasé d'ailleurs par la force de nos argumens, M. Leblanc a été assez prudent pour prendre bravement condamnation, en se réduisant au plus complet silence sur cette question.

Aussi, est-ce l'article qu'il a mieux traité.

Encore une fois, mon ami Leblanc, j'attends que votre flambeau m'éclaire.

Article septième.

Le chapitre huitième de ma brochure était consacré au développement des causes du koiradaimatisme chez les chevaux de troupes.

M. Leblanc, par un effort inouï, les a acceptées justes, toutefois à l'exception d'une seule, qu'il prétend que j'ai omise.

C'est toujours son inséparable et invisible favorite, la contagion.

Que M. Leblanc se détrompe; à cet égard, je n'ai point commis d'omission.

On ne peut jamais assigner une cause, lorsqu'elle n'existe pas.

Mais à propos de contagion, le *gracioso Canino blanco* s'est permis de me donner un avis que je n'accepterai pas encore.

Il me conseille de me tenir en garde contre la propriété contagieuse de la morve chronique, ajoutant que, si l'on en croit, dit-il, ce qui se dit dans le pays (la Lorraine), mon incrédulité aurait eu des suites fâcheuses et de nature à faire jaillir la lumière à mes yeux.

Je repousserai toujours avec indignation les avis d'une aussi basse origine; car, avant d'avancer des choses d'une telle conséquence et surtout d'une telle fausseté, M. Leblanc aurait dû préalablement s'assurer de la vérité par une enquête sévère, positive et même publique, sans laquelle tout l'odieux d'une telle culpabilité doit forcément toujours peser sur l'impudent qui a eu l'audace et la témérité de les publier.

Or, c'est ici, je le jure, la position de M. Leblanc, et je suis forcé de lui donner publiquement un démenti formel.

Non, il n'est pas vrai qu'il y ait eu des suites fâcheuses dans le pays, pour cette cause;

Et je défie M. Leblanc d'en démontrer les preuves.

Pour cela, j'en appelle au pays; et M. Leblanc aurait dû s'éviter de mentir.

Du reste, pour confondre et anéantir complètement ce M. Leblanc, sur la non-contagion de la morve chronique, je renvoie à mon dernier et intéressant article.

Je maintiens plus fortement que jamais ce que j'ai exposé dans les chapitres 9e et 10e, toujours par la raison que j'ai dit juste et vrai.

Le chapitre 11e, renfermant le traitement du koiradaimatisme, a encore trouvé grâce devant l'égoïsme de ce M. Leblanc; à l'exception néanmoins des deux observations suivantes, que je n'accepterai pas non plus encore.

Dans la première :

Ce M. Leblanc dit que j'ai fixé au moins une limite pour le traitement externe, et point pour le traitement interne; et de là il en tire l'odieuse conséquence que j'ai commis une imprudence coupable, supposant toujours que je ne parais guère avoir de confiance dans la science de mes collègues.

Je répondrai à cet imprudent M. Leblanc, qu'en agissant ainsi, j'ai fait justement tout-à fait la preuve du contraire. Je lui dirai encore, que je sais mieux que lui apprécier et respecter mes collègues, et qu'à son sot et ridicule exemple, je n'aurai jamais la prétention de vouloir leur apprendre quelque chose.

Mais quant à M. Leblanc lui-même, c'est une toute autre affaire; je lui ferai observer qu'il est bien vrai que nous n'avons jamais eu et que nous n'aurons jamais aucune espèce de confiance dans son savoir, et ce pour de bonnes raisons.

C'est que depuis bien des années déjà, nous avons vu beaucoup de ses écrits, très-répandus, il est vrai........ Mais chez l'épicier.

Dans la deuxième :

M. Leblanc désire savoir si le sang des chevaux koiradaimatiques, guéris par le traitement que j'ai indiqué, contient beaucoup d'iodure de potassium et de sous-carbonate de fer?

Ici, je dirai très-sérieusement à M. Leblanc, qu'après avoir guéri des chevaux du koiradaimatisme, j'ai de nouveau analysé leur sang, qu'il m'a présenté homogénéité du sang normal et tellement normal, que les animaux jouissent encore aujourd'hui de la santé la plus parfaite ; qu'il ne différait du sang le plus généreux que par une teinte légèrement plus foncée que celle qu'on rencontre dans la majorité des états ordinaires de ce fluide ; qu'après l'avoir mâché et dégusté long-temps et à plusieurs reprises, je lui ai reconnu la sapidité du sang normal, et qu'enfin j'y ai retrouvé le fer, les sels et les autres bases élémentaires dont il était privé pendant la maladie des animaux.

M. Leblanc en a-t-il fait autant pour le bien de la science et surtout pour la faire progresser ?

Une réponse tout-à-fait négative à cet égard, n'est certainement pas douteuse.

Mais, M. Leblanc qui, dans le traitement de cette maladie, conseille surtout l'emploi des plantes amères ou leurs extraits, devrait bien nous dire à son tour, en supposant, par exemple, qu'il ait employé le *quinquina*, et qu'il fût par ce moyen parvenu à guérir quelques chevaux, s'il retrouverait beaucoup de *quinine* dans leur sang à l'analyse chimique ?

Ce fait serait d'autant plus curieux, qu'il serait tout nouveau et pourrait peut-être lui être de quelque secours, pour faire progresser la science, comme il a la stupidité de vouloir nous le faire accroire.

A d'autres, mon cher M. Leblanc, à votre glu vous ne prendrez personne.

M. Leblanc a fait encore une troisième observation, qu'il avoue cependant donner comme une sotte plaisanterie ; mais comme je ne plaisante jamais en matières sérieuses, je la couvre, ainsi que son petit auteur, de mon profond mépris.

Mais, mon cher M. Leblanc, je m'aperçois que votre flambeau va s'éteindre, et néanmoins vous ne nous avez encore rien appris.

Cependant, à sa lueur expirante, je crois reconnaître que vous nous avez suffisamment prouvé, ici, comme partout, que vôtre profonde érudition et votre vaste science se résument entièrement à vous faire bavarder beaucoup, très-haut et très-fort pour ne rien dire.

Là, votre flambeau s'éteint....... et vous aussi.

Article huitième et dernier.

Dans le dernier article de ma brochure, consacré à la proposition de deux paris pour prouver la non-contagion du koradaimatisme du cheval au cheval, et du cheval à l'homme, et pour terminer enfin cette grande question, M. Leblanc me reproche d'avoir trouvé le moyen d'apprendre au monde savant qu'il est prouvé que la morve aiguë chez l'homme est sporadique comme chez le cheval, puisqu'elle a été observée sur des personnes qui, jamais de leur vie, n'avaient mis le pied dans aucune écurie, ni jamais abordé de chevaux; il m'invite à publier mes preuves de ce fait, car un grand nombre de personnes l'ignore, dit-il, puisque c'est la première fois qu'un pareil langage est tenu.

Je répondrai à ce cher M. Leblanc, c'est vrai, et j'aurai l'honneur non de les adresser à son journal des *Progrès des sciences zooïatriques* (trop petit pour comprendre une question si élevée), mais de les communiquer à l'Académie royale de Médecine, parce qu'on n'a constaté jusqu'ici que des faits de cette maladie par contagion sous plusieurs formes; tandis qu'aucun exemple de spontanéité, à l'abri de ses causes, n'a, jusqu'à ce jour, été positivement établi par personne.

En définitive et pour en terminer, toujours sur ces deux points de science, je dois, ici, sérieusement interpeler ce cher M. Leblanc, pour lui faire d'abord mes adieux et lui adresser le reproche justement mérité pour la légèreté et l'arrogance avec lesquelles il traite l'article de ces deux paris; comme aussi pour la faiblesse et la médiocrité de ses argumens à cet égard, contre l'énergie des miens, lorsque je me suis avancé, fort d'une profonde conviction, basée sur mes essais et mon expérience.

A vous, M. Leblanc, qui êtes contagioniste forcené contre toute évidence; à vous, qui de tous avez le plus bavardé pour soutenir une opinion qui n'est pas dans votre opinion, et dont nous ne sommes pas dupe; à vous, qui avez l'insolente et ignare prétention de vouloir à vous seul faire progresser la médecine vétérinaire; à vous, ridicule censeur des écrits de vos collègues laborieux;

A vous tous enfin, contagionistes réunis, il vous sied mal et il est honteux pour vous tous de ne ne point accepter les deux paris que je vous offre, avec d'autant plus de raison que dans une seule année cette grande question, pendante par votre incurie et votre acharnement, serait définitivement vidée et éclaircie à la satisfaction de notre patrie.

Mais tous, vous péchez par la couardise; tous, vous redoutez la honte de voir votre entêtement et votre ignorance publiquement reconnus et condamnés, et lâchement vous reculez tous devant les huées dont vous seriez assaillis de toutes parts, non-seulement en France, mais dans toute l'Europe.

Or, je suis toujours dans les mêmes dispositions. Acceptez si vous aimez votre pays (*).

SAGE.

(*) Quelles que soient les nouvelles velléités de M. Leblanc, concernant les diverses questions que je viens de traiter, je le préviens, que n'ayant pas de temps à employer en pure perte, je ne pourrai lui accorder d'autre réponse que le silence de mon souverain mépris.

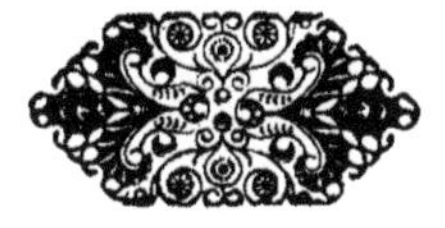

www.ingramcontent.com/pod-product-compliance
Ingram Content Group UK Ltd.
Pitfield, Milton Keynes, MK11 3LW, UK
UKHW020530180726
13839UKWH00005B/2426